MÉMOIRE

SUR

LA CARIE DENTAIRE

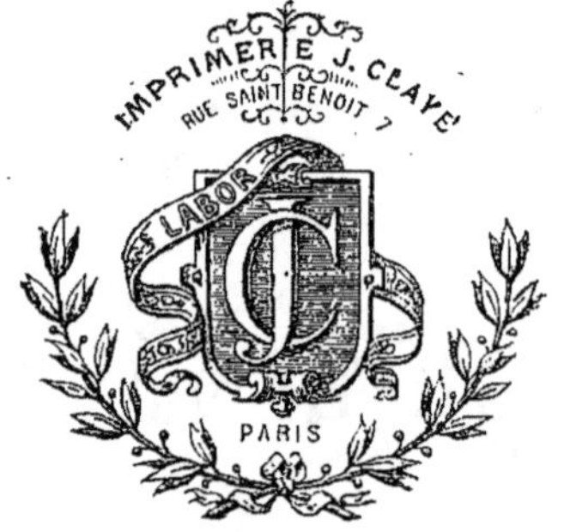

IMPRIMERIE J. CLAYE — RUE SAINT-BENOIT, 7 — PARIS

MÉMOIRE

SUR UN

NOUVEAU MOYEN DE GUÉRIR RADICALEMENT

LA CARIE DENTAIRE

PAR L'ACIDE PHÉNIQUE DILUÉ

ET L'OBTURATION MÉDIATE

PRÉSENTÉ A L'ACADÉMIE DES SCIENCES
ET A L'ACADÉMIE DE MÉDECINE

PAR

Le Dʳ R. VICTOR et A. PREST

CHIRURGIENS-DENTISTES

Prix : 1 franc.

PARIS

CHEZ LES AUTEURS, BOULEVARD DE LA MADELEINE, 19

Et chez J.-B. BAILLIÈRE et FILS

LIBRAIRES DE L'ACADEMIE IMPÉRIALE DE MÉDECINE

19, RUE HAUTEFEUILLE, 19

LONDRES	MADRID	NEW-YORK
HIPPOLYTE BAILLIÈRE	C. BAILLY-BAILLIÈRE	BAILLIÈRE BROTHERS

LEIPZIG, E. JUNG-TREUTTEL, QUERSTRASSE, 10.

1867

MÉMOIRE

SUR UN

NOUVEAU MOYEN DE GUÉRIR RADICALEMENT

LA CARIE DENTAIRE

PAR L'ACIDE PHÉNIQUE DILUÉ

ET L'OBTURATION MÉDIATE

I

Un de nos maîtres, le regrettable professeur Beau, membre de l'Académie de médecine, écrivait dans son *Traité de la Dyspepsie:* « *Les aliments soumis à une mastication insuffisante, comme dans le cas de mauvaises dents, finissent par entraîner une fatigue de l'estomac et une altération grave de l'acte digestif.* »

M. le professeur Mialhe, dont les nombreux travaux sur les phénomènes de la digestion font autorité, écrivait récemment, dans son beau travail sur *la Dyspepsie par défaut de mastication suffisante du bol alimentaire* : « Personne plus que nous n'est pénétré de cette vérité, que la digestion est, en général, d'autant plus complète et plus prompte, que le bol alimentaire est mieux *broyé*, mieux *mâché*, mieux *insalivé*, en un mot, qu'il a subi une *mastication* plus parfaite. » Les dents étant absolument nécessaires à l'homme pour concourir à la réparation des pertes incessantes de l'organisme par une assimilation complète des aliments, on peut s'étonner de l'indifférence presque complète qui existe parmi la grande majorité des savants à propos des recherches à faire pour arriver à la conservation d'organes aussi indispensables.

Pourtant, nous ne devons pas oublier que quelques travaux importants ont été faits. Ch. Robin, Magitot, Tomes, Ficinus, pour ne citer que les noms qui nous viennent sous la plume, ont certes puissamment contribué à nous faire connaître la structure intime de l'appareil dentaire et les causes de quelques-unes des altérations de cet appareil.

II

Guidé par ces travaux antérieurs et après avoir fait un grand nombre d'observations, tant à l'hôpital que dans la pratique civile, nous pouvons apporter notre pierre à l'édifice, et surtout, ce qui nous paraît précieux, offrir un moyen longuement éprouvé et certain de *guérir* radicalement la *carie dentaire*.

III

L'observation attentive démontre que des causes multiples concourent à l'altération des dents; et la plupart des auteurs qui ont écrit sur la pathologie buccale y ont généralement accordé trop peu d'attention. Cette attention est pourtant bien nécessaire au point de vue des traitements à adopter.

Ces diverses altérations peuvent se classer ainsi:

1° Les altérations par *causes mécaniques ;*

2° Les altérations par *causes chimiques ;*

3° Les altérations dues à une *cause générale, affectant toute l'organisation.*

Cette division permet d'étudier avec plus de fruit chacune de ces causes diverses, et d'accorder à l'importante question dont nous avons l'honneur d'entretenir ·l'Académie le développement que cette importance comporte.

Aujourd'hui nous ne voulons appeler l'attention du public médical que sur les *altérations par causes chimiques,* afin de lui signaler les nouveaux moyens de guérison qui sont le fruit de nos recherches persévérantes.

Les altérations par *causes chimiques* peuvent être divisées en deux classes, selon les agents qui les déterminent.

1° Altérations produites par les liquides sécrétés dans la cavité buccale, liquides qui, sous l'influence de circonstances physiologiques ou pathologiques, sont ou deviennent *acides.*

2° Altérations produites par des substances *alimentaires* ou *médicamenteuses* possédant une action acide ou alcaline susceptible d'agir sur les éléments composant la dent.

Dans les deux cas, l'observation démontre que ce qu'on est convenu d'appeler la *carie dentaire* commence généralement à l'extérieur, sous la cuticule de l'émail; aussi cette circonstance avait d'abord fait attribuer aux seuls liquides buccaux la plus grande part dans la production de ces caries. Cette influence, qui ne saurait être niée, s'exerce surtout sur certaines qualités de dents qui paraissent êtré plus spécialement disposées que d'autres à subir cette influence en vertu de leur composition chimique ou de leur mode particulier de nutrition, condition qui les rend plus accessibles à cette cause de destruction.

Mais un point important et que l'observation microscopique démontre d'nne manière irréfragable, c'est que la carie dentaire, dans ce cas, n'est pas une simple dissolution des sels, composant les élements de la dent, mais que cette disolution est *toujours accompagnée* d'une sorte de *décomposition putride* des matières organiques de la dent avec *développement d'infusoires et de cryptogames...*

Ce parasitisme est pour nous la *seule* cause de cette variété d'altération par causes chimiques, attendu que la carie a toujours pour point de départ les régions où ces infusoires trouvent les conditions nécessaires pour n'être point troublés dans leur développement, telles que les *fissures*, les *dépressions de l'émail*, les *excavations* des molaires, les *intervalles* des dents, et que *jamais* elle ne commence dans les points où l'ivoire est mis à nu, comme à la surface triturante de la dent, sur des points usés par la lime, etc.

IV

MARCHE DE LA CARIE PAR ALTÉRATIONS CHIMIQUES.

La cuticule de l'émail, aussitôt que le tartre s'y dépose, se recouvre d'êtres parasites, de *vibrions*, de *leptotrix buccalis*, *denticola*, quelquefois de *cryptogames filamenteux*; elle devient noirâtre et perd peu à peu ses sels calcaires; ensuite, se divisant en fragments anguleux comme si elle avait été altérée par un acide minéral, le même travail de décomposition s'opère sur l'ivoire en le ramollissant et en détruisant les canalicules. C'est à la suite de cette décomposition graduelle que le liquide arrive au germe dentaire, provoque la douleur intolérable de la carie confirmée (*rage de dents*).

Cependant, il arrive quelquefois, ainsi que Tomes l'a si bien décrit, que « les canalicules dentaires de parties voisines non encore attaquées sont oblitérés, ou que le germe est protégé par des dépôts d'ivoire de nouvelle formation. »

Plus tard, le travail de désorganisation faisant des progrès, si aucun remède n'est apporté, la couronne de la dent se brise, et la racine, également altérée, arrive promptement à être détruite.

Ce qui explique parfaitement la prompte désorganisation de certaines sortes de dents, c'est la grande perméabilité des canalicules. En effet, dans certains *ictères* (*jaunisses*) les dents deviennent jaunes, et les asphyxiés les ont parfois colorées en rouge.

L'observation miscroscopique nous ayant suffisamment démontré la cause réelle de cette variété de carie, c'est-à-dire l'existence constante d'*êtres parasites*, nous dirigeâmes nos recherches sur les moyens les plus propres à combattre cette cause, et c'est le résultat de nos nombreuses observations et de nos recherches que nous avons l'honneur de soumettre à l'Académie.

V

Les travaux récents de MM. les docteurs Déclat, Lemaire, ceux de M. Bobeuf sur l'action *antiputride* de l'acide phénique, travaux qui confirment si bien ce qu'avaient entrevu Runge, Gerardt, Laurent, Chevreul, Dumas, Cahours, des propriétés de ce corps, nous firent espérer de réaliser, au moyen de ce nouvel agent chimique, la guérison de caries dentaires abandonnées des praticiens les plus autorisés.

Nous avions à lutter contre son odeur et sa saveur désagréable, et ce n'est qu'après des essais nombreux que nous réussîmes enfin à obtenir un effet curatif prompt et certain, en rendant complétement supportable la destruction complète des animalcules microscopiques, qui, pour nous, doit toujours précéder *l'obturation médiate*.

Fort d'une expérience de plusieurs années, nous

osons donc faire connaître à l'Académie, qui déjà
a bien voulu accueillir nos autres travaux, que
nous pouvons affirmer :

1° Que *toutes* les caries dentaires ayant pour
cause une altération chimique, c'est-à-dire les neuf
dixièmes des caries peuvent être complétement
guéries par notre méthode ;

2° Que l'extraction d'organes aussi essentiels
que les dents ne doit plus être que l'exception,
et seulement alors que la carie, abandonnée à elle-
même, est arrivée à déterminer une inflammation
de périoste alvéolaire, ou que la dent ayant perdu
sa *couronne*, l'application du procédé deviendrait
impossible.

Nous devons dire que, même dans quelques cas
d'inflammations périostiques, nous avons réussi à
conserver des dents très-malades, en faisant ces-
ser préventivement le processus inflammatoire.

Si infime que puisse paraître, pour les esprits
superficiels la question dont nous avons l'honneur
d'entretenir l'Académie, nous espérons qu'elle

daignera accueillir ce rapide exposé de travaux qui auront peut-être à ses yeux le mérite d'être, sinon brillants, du moins utiles.

Dans une prochaine communication, nous aurons l'honneur de lui exposer les divers procédés que notre pratique personnelle nous a appris être les meilleurs pour l'application de notre méthode d'obturation *médiate*.

OUVRAGE DU MÊME AUTEUR.

DE L'ART DENTAIRE

CONSIDÉRATIONS SUR SA PRATIQUE

PRÉSENTÉES AUX ACADÉMIES DES SCIENCES ET DE MÉDECINE.

PARIS. — J. CLAYE, IMPRIMEUR, RUE SAINT BENOIT, 7.

www.ingramcontent.com/pod-product-compliance
Lightning Source LLC
LaVergne TN
LVHW021109050726
842519LV00005B/1904